1. Auflage 2008
Text, Illustrationen und Gestaltung: Peter Schössow
Druck: Grafisches Centrum Cuno GmbH & Co. KG, Calbe
ISBN 978-3-939944-14-0
www.tulipan-verlag.de

Peter Schössow

Ein Löffelchen für ...

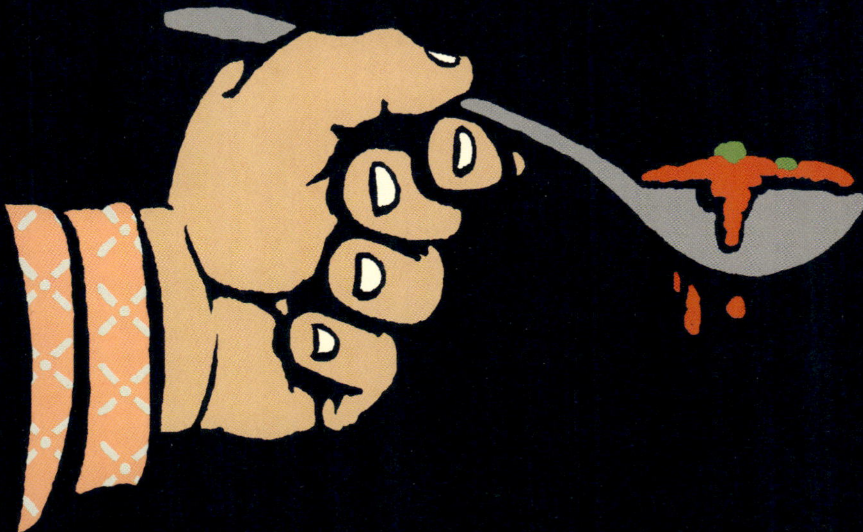

TULIPAN VERLAG

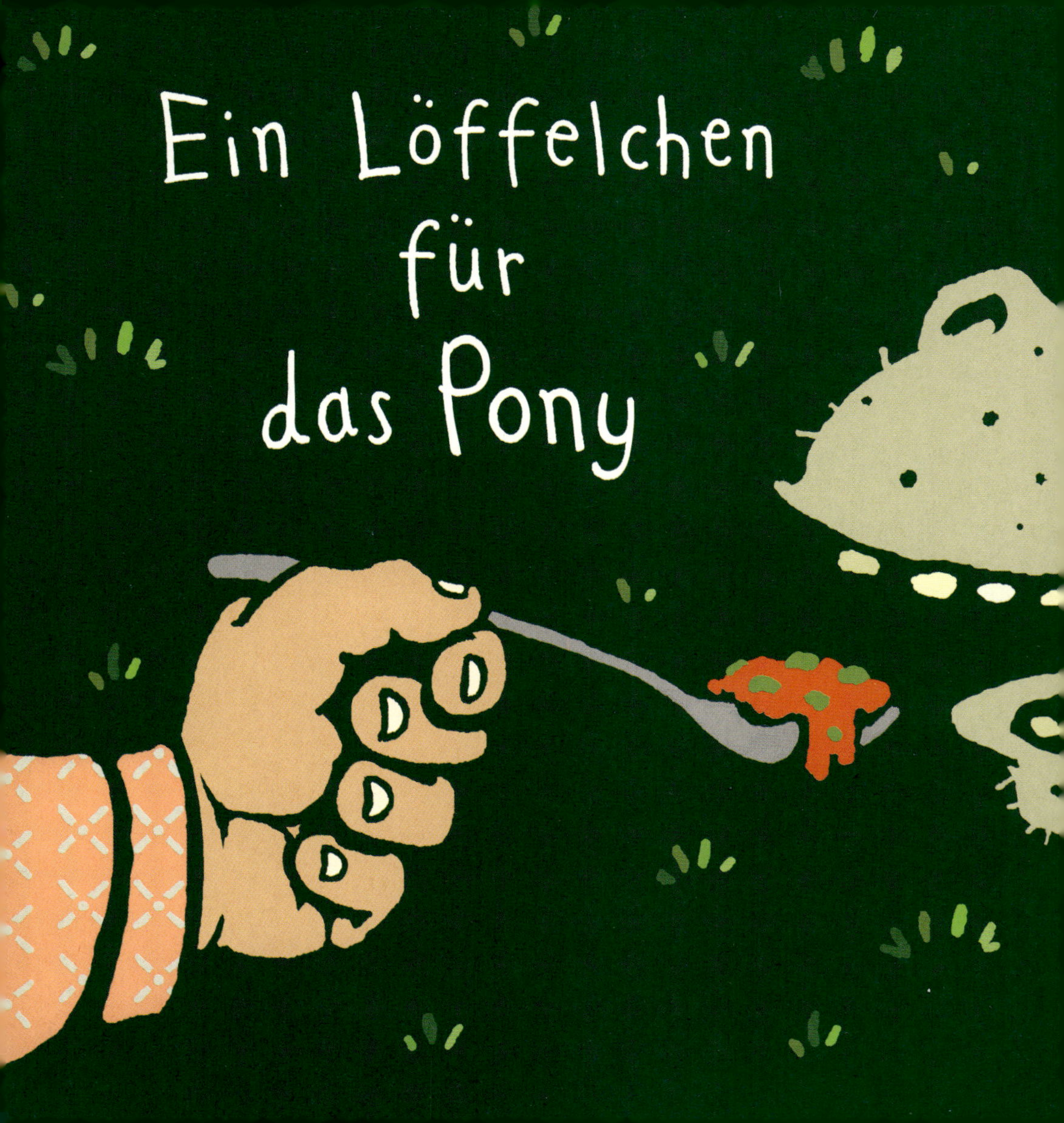
Ein Löffelchen
für
das Pony

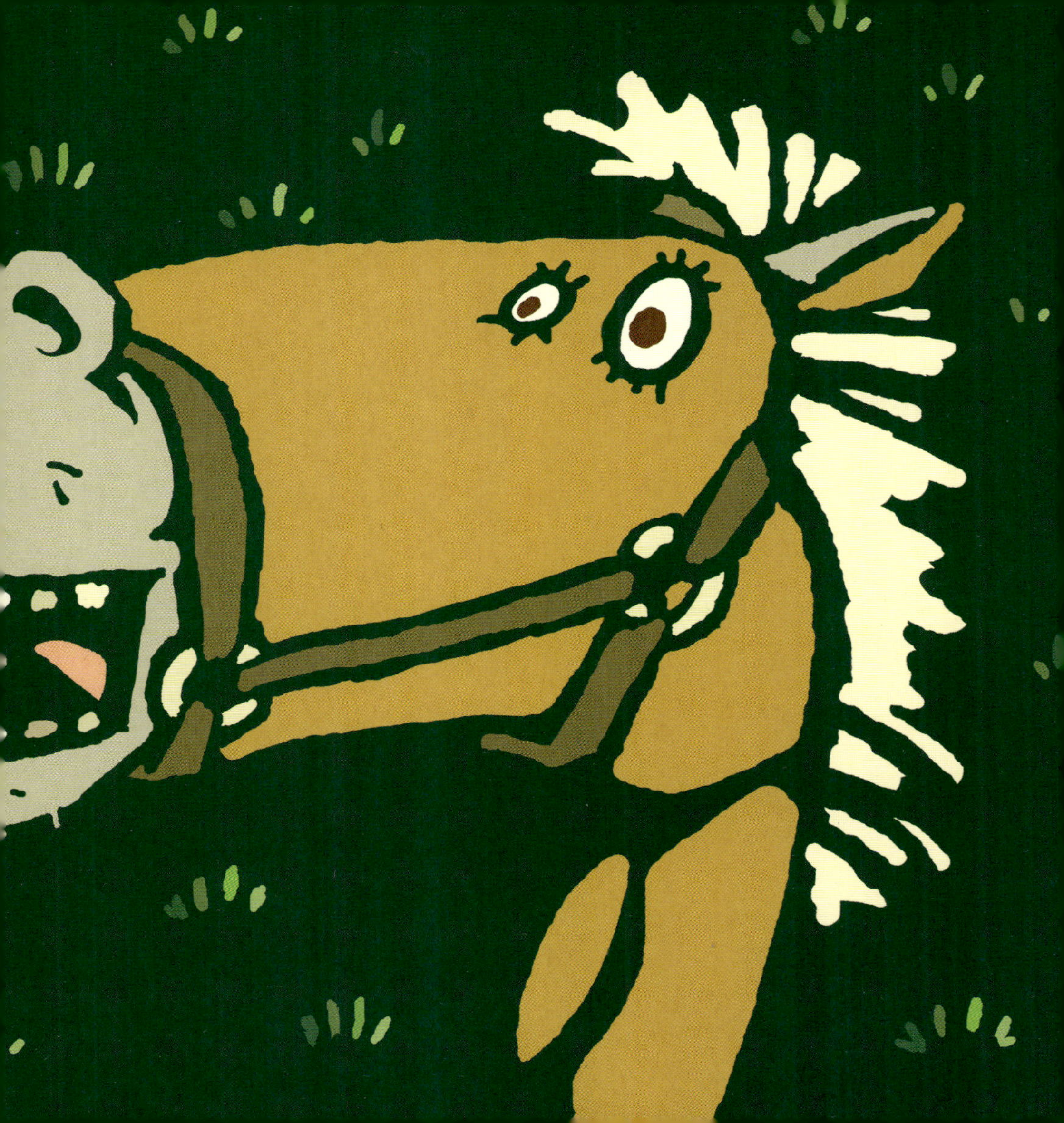

Ein Löffelchen für

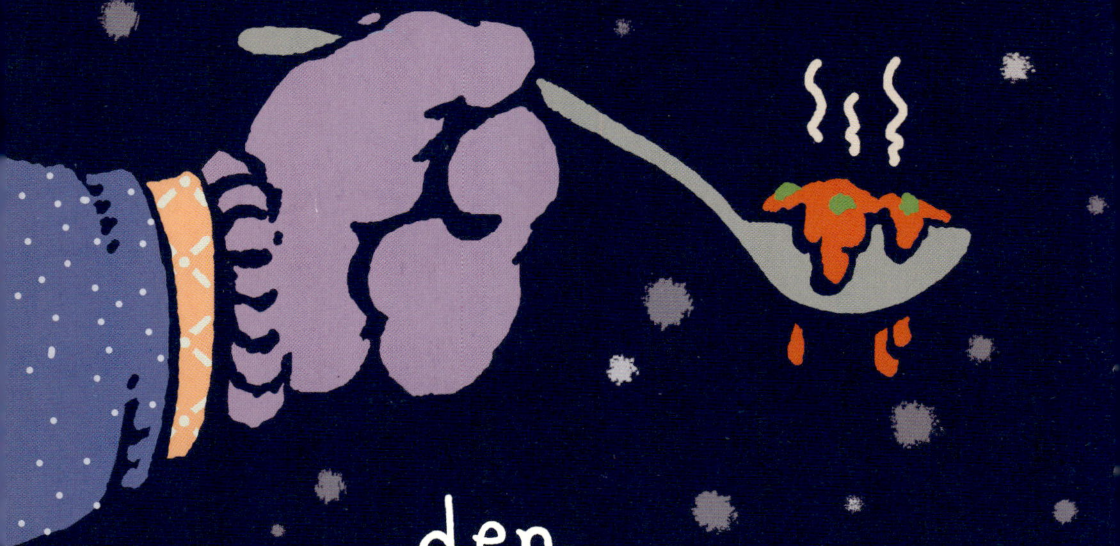

den Schneemann

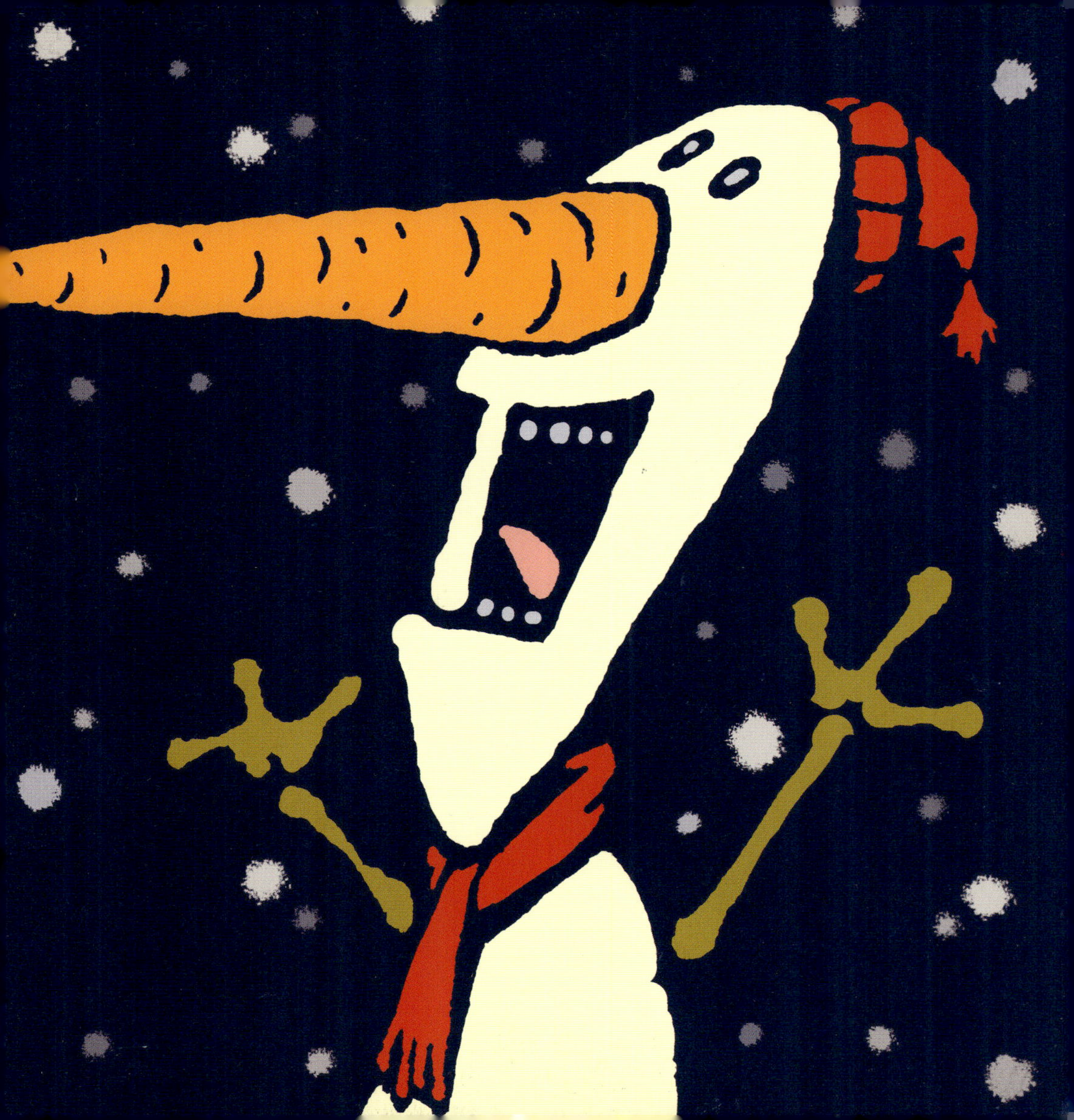

Ein Löffelchen

für

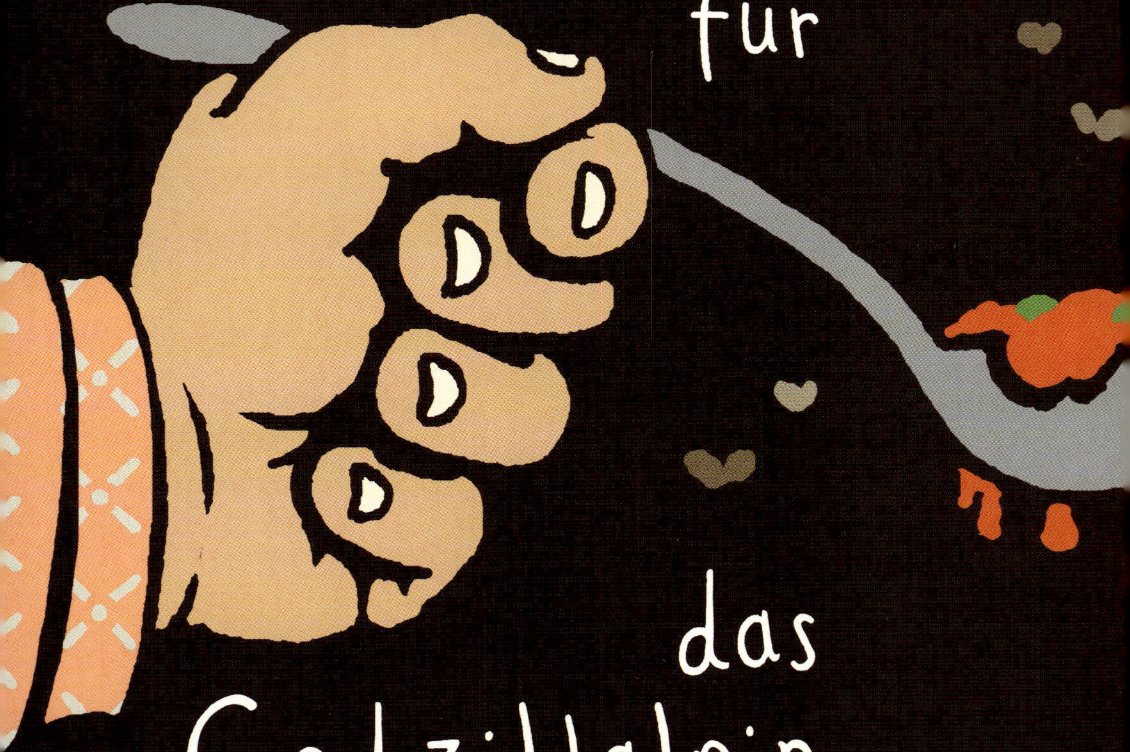

das

Godzillalein

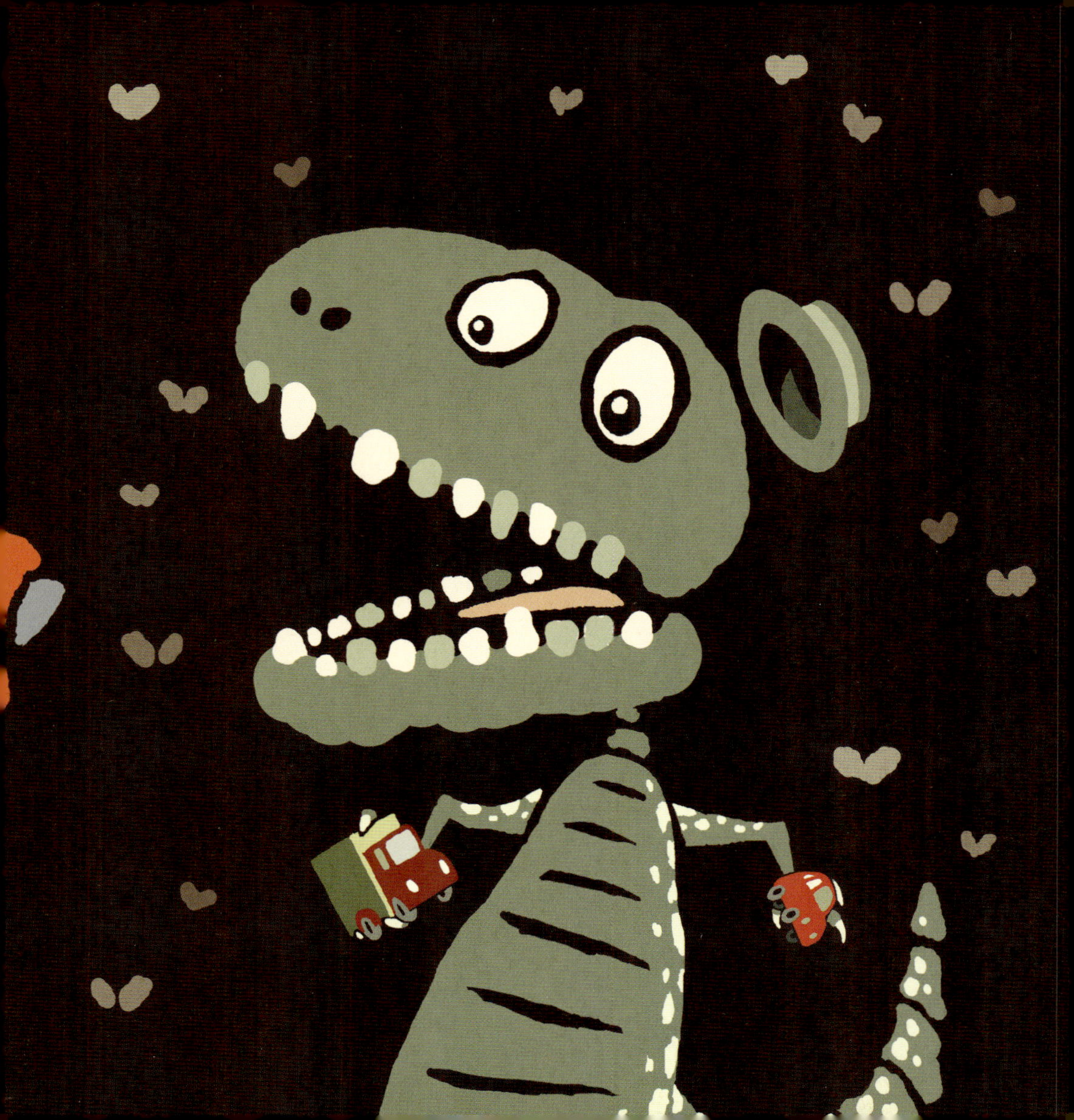

Ein Löffelchen für

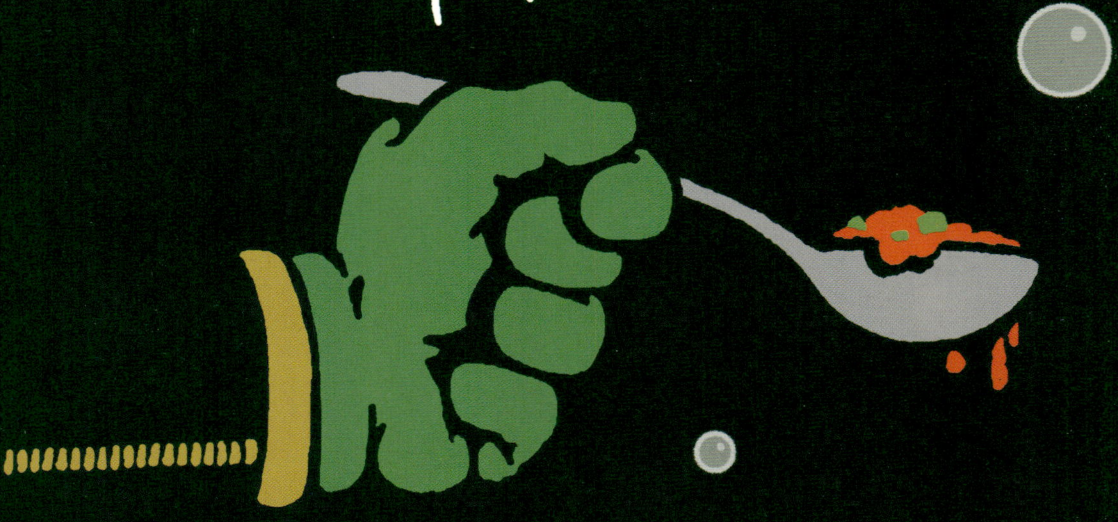

den Plattfisch

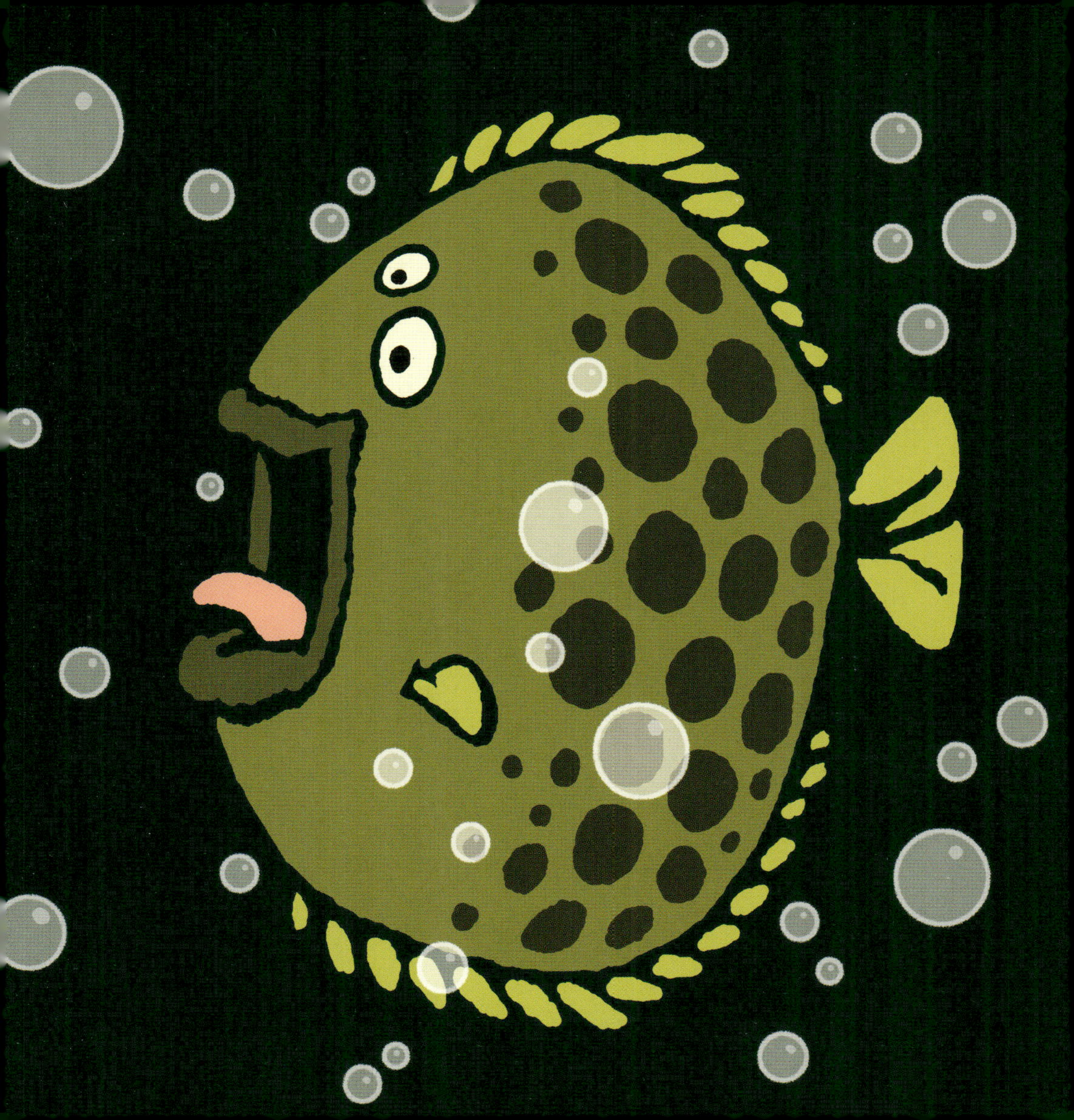

Ein Löffelchen

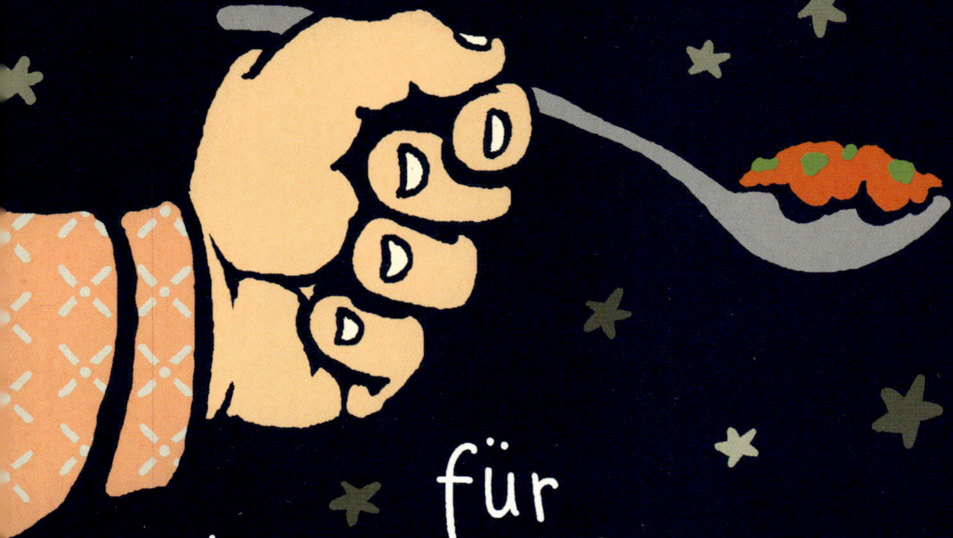

für
das neue Kind,
das seit einiger Zeit
hier wohnt

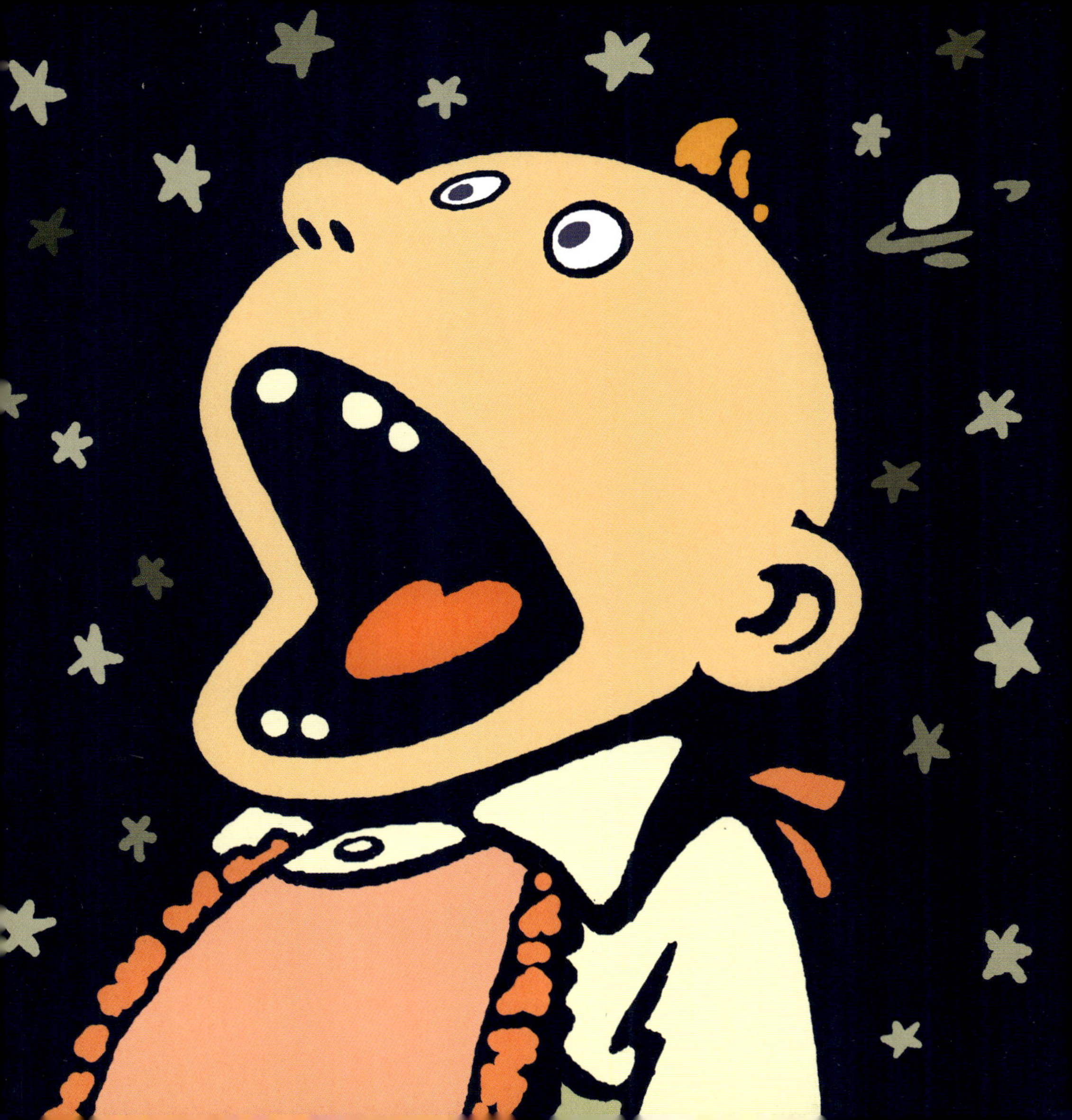

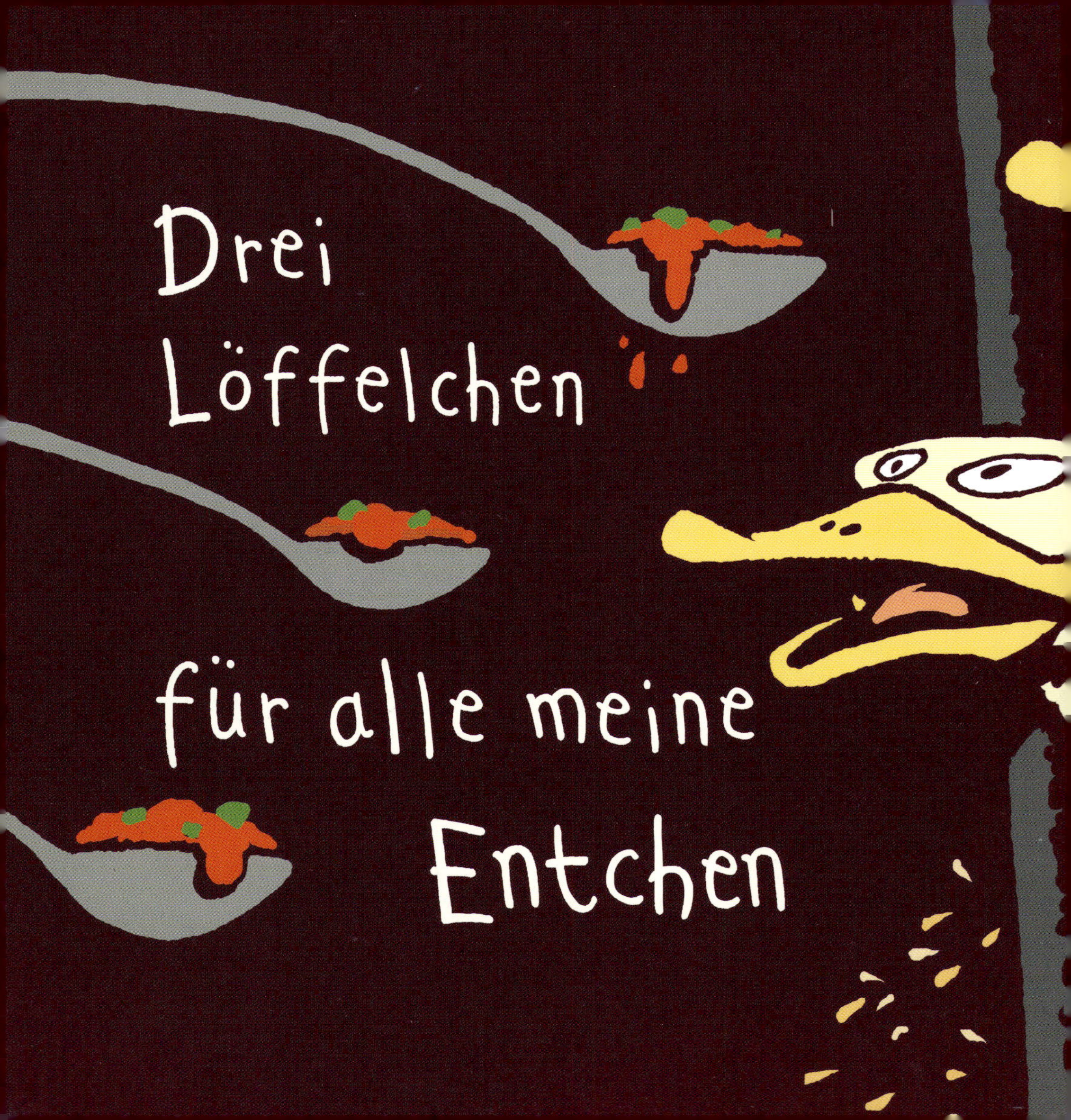
Drei
Löffelchen
für alle meine
Entchen

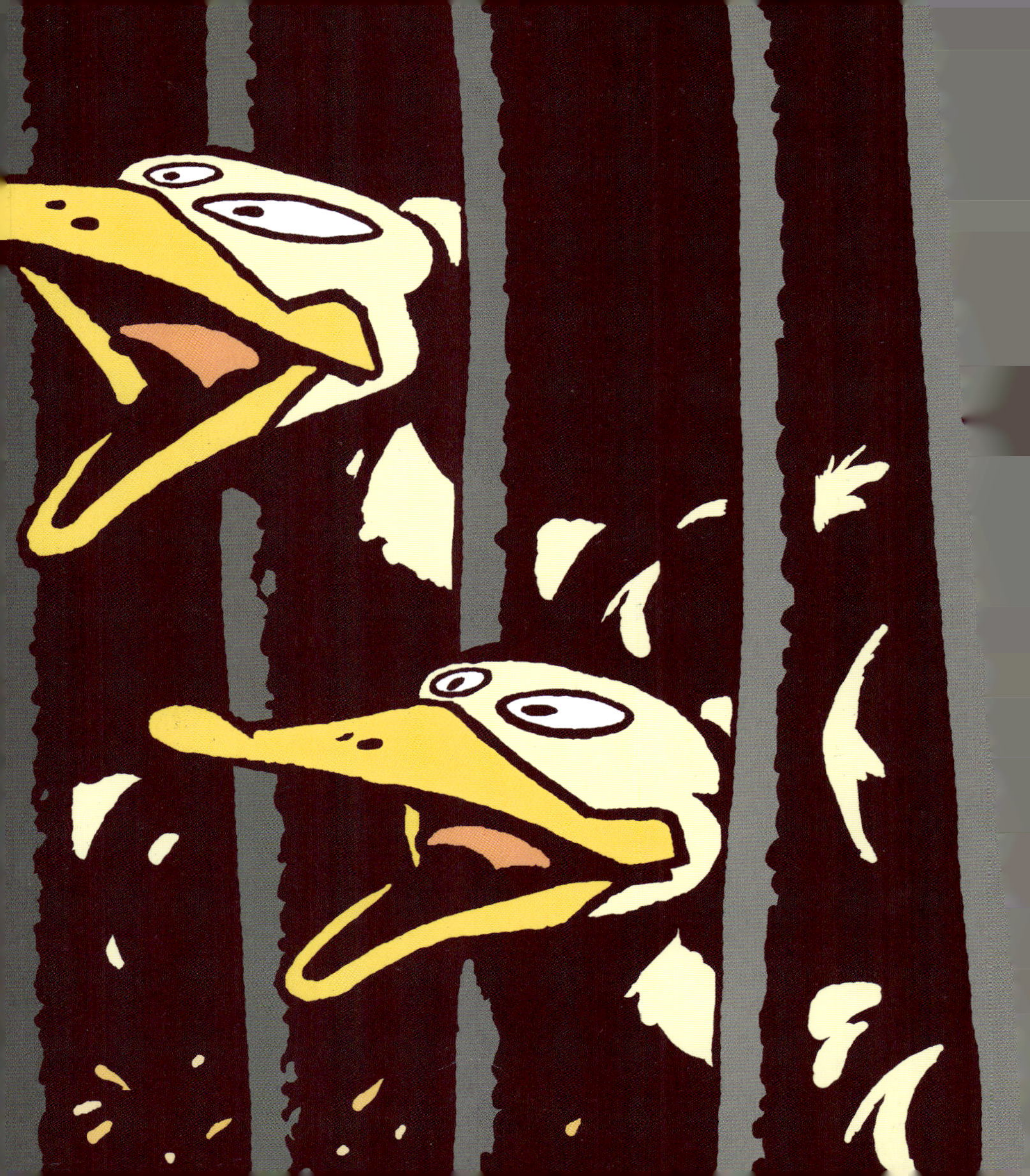

Ein Löffelchen
für

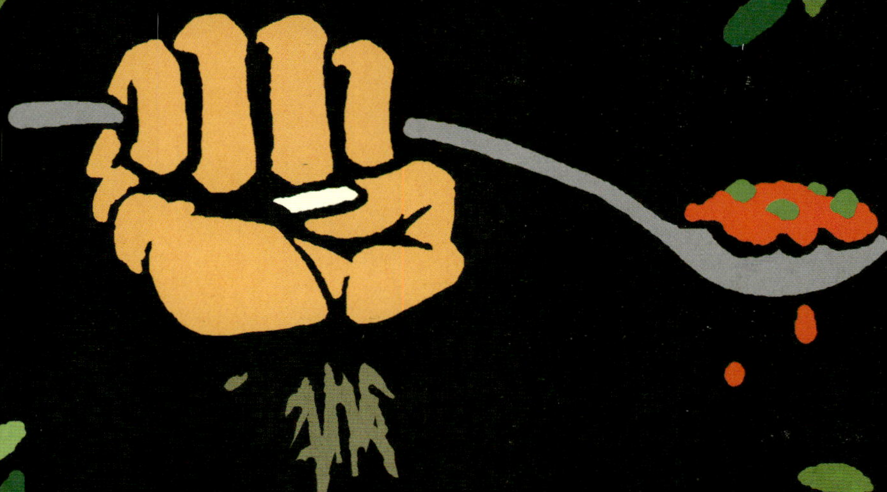

das Äffchen

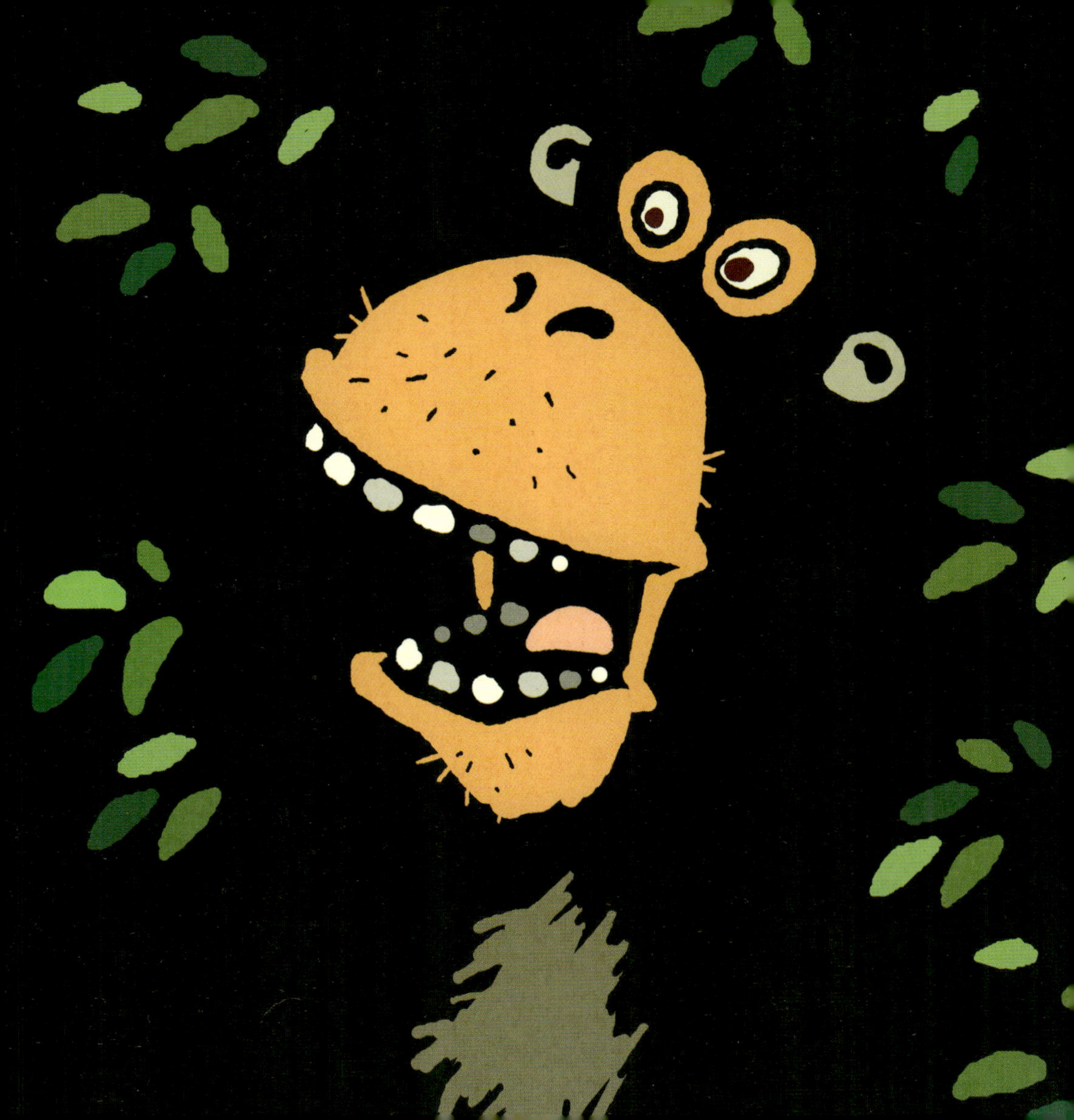
GOOD

Ein Löffelchen

für

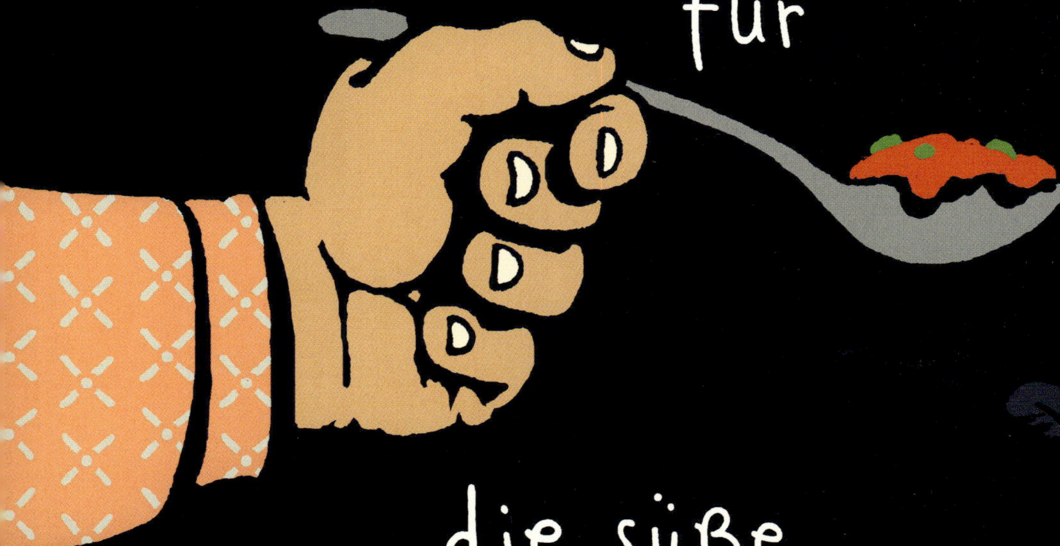

die süße,
kleine
Miezekatze

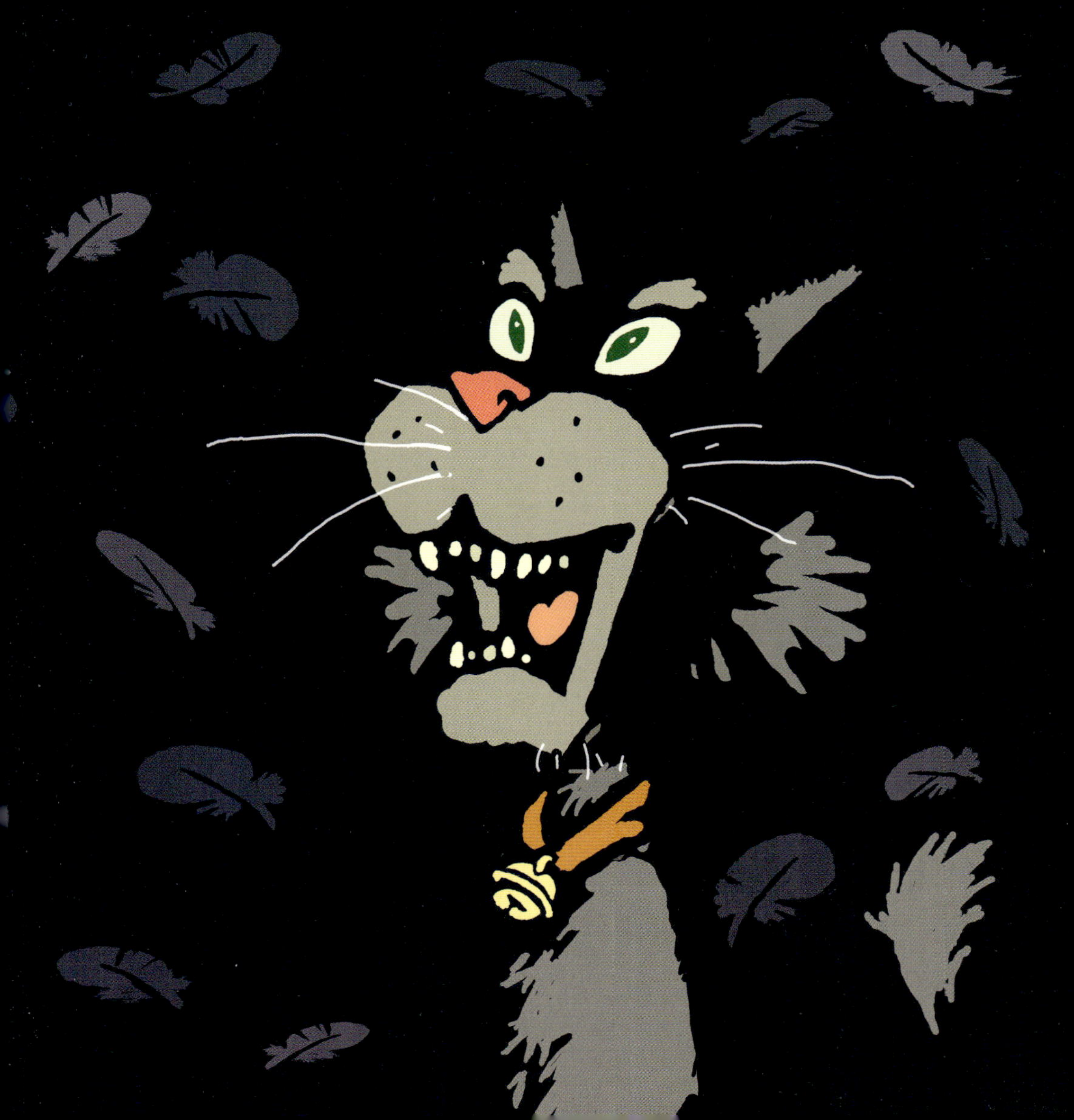

Ein Löffelchen für

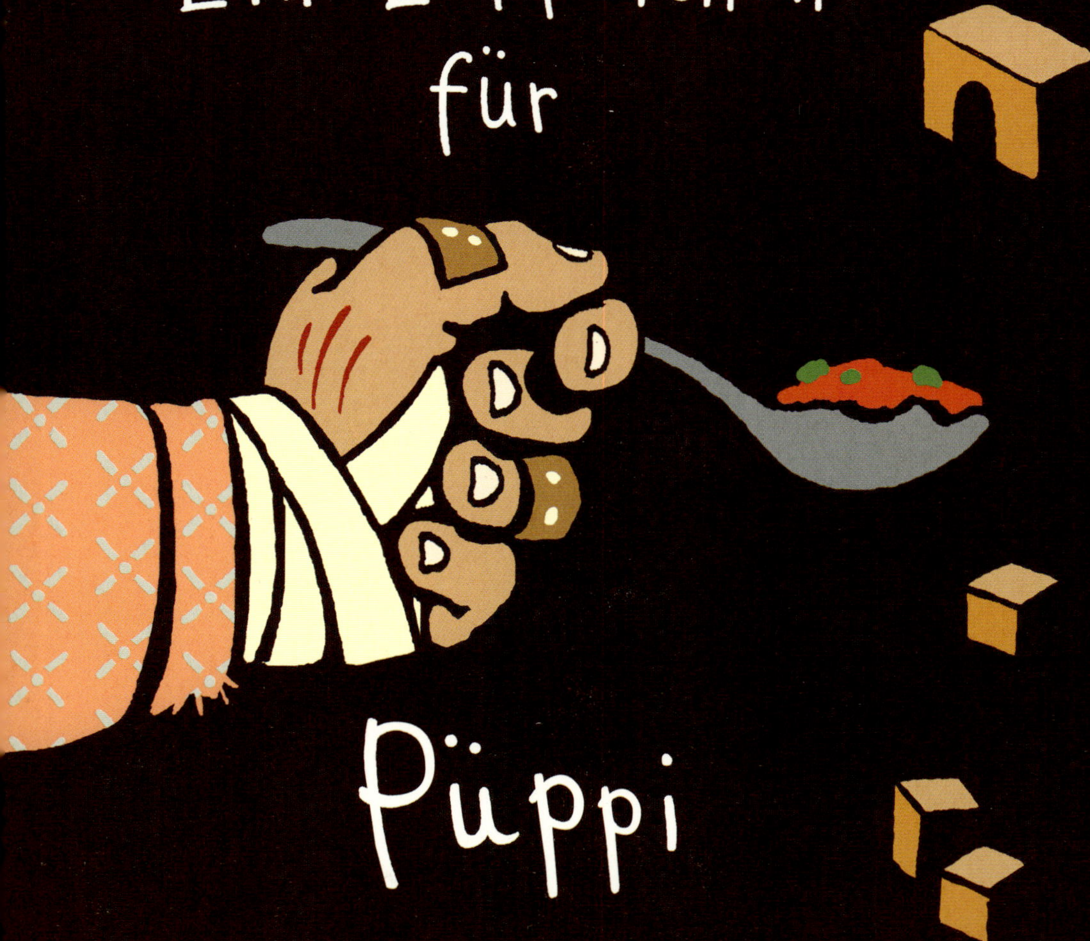

Püppi

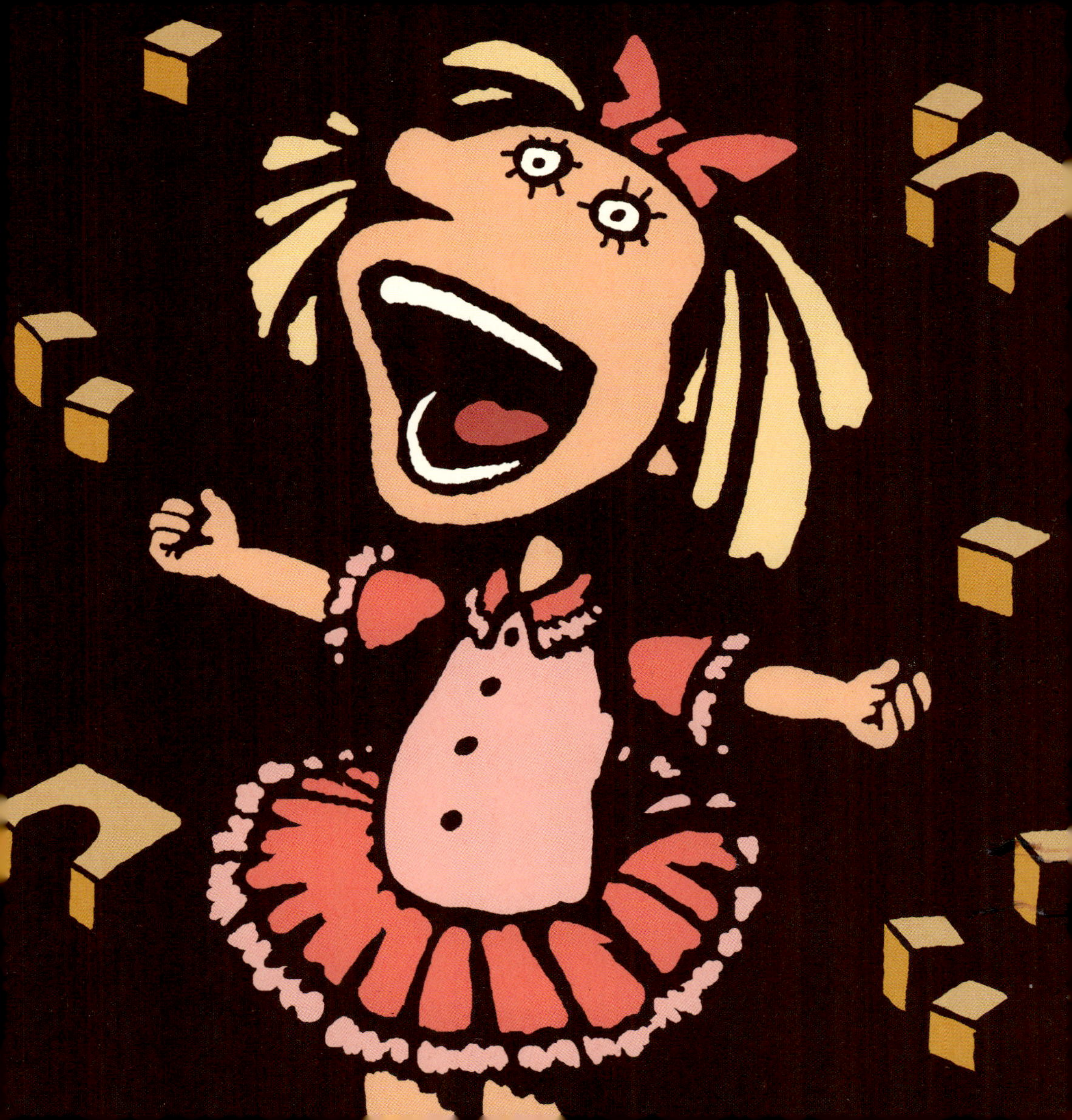

Ein Löffelchen
für

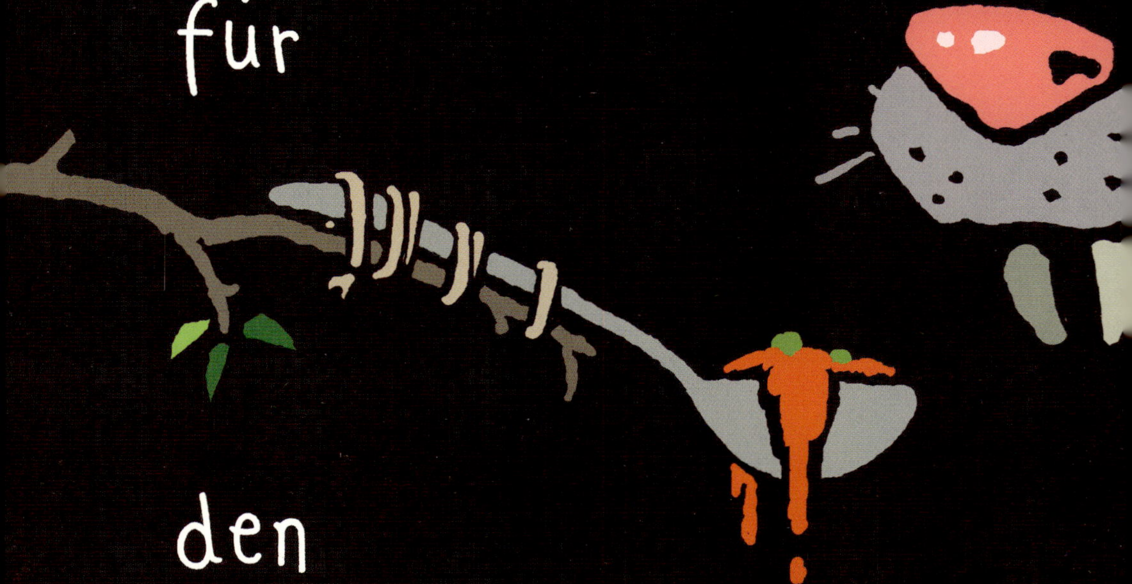

den
bösen, bösen,
bösen Wolf

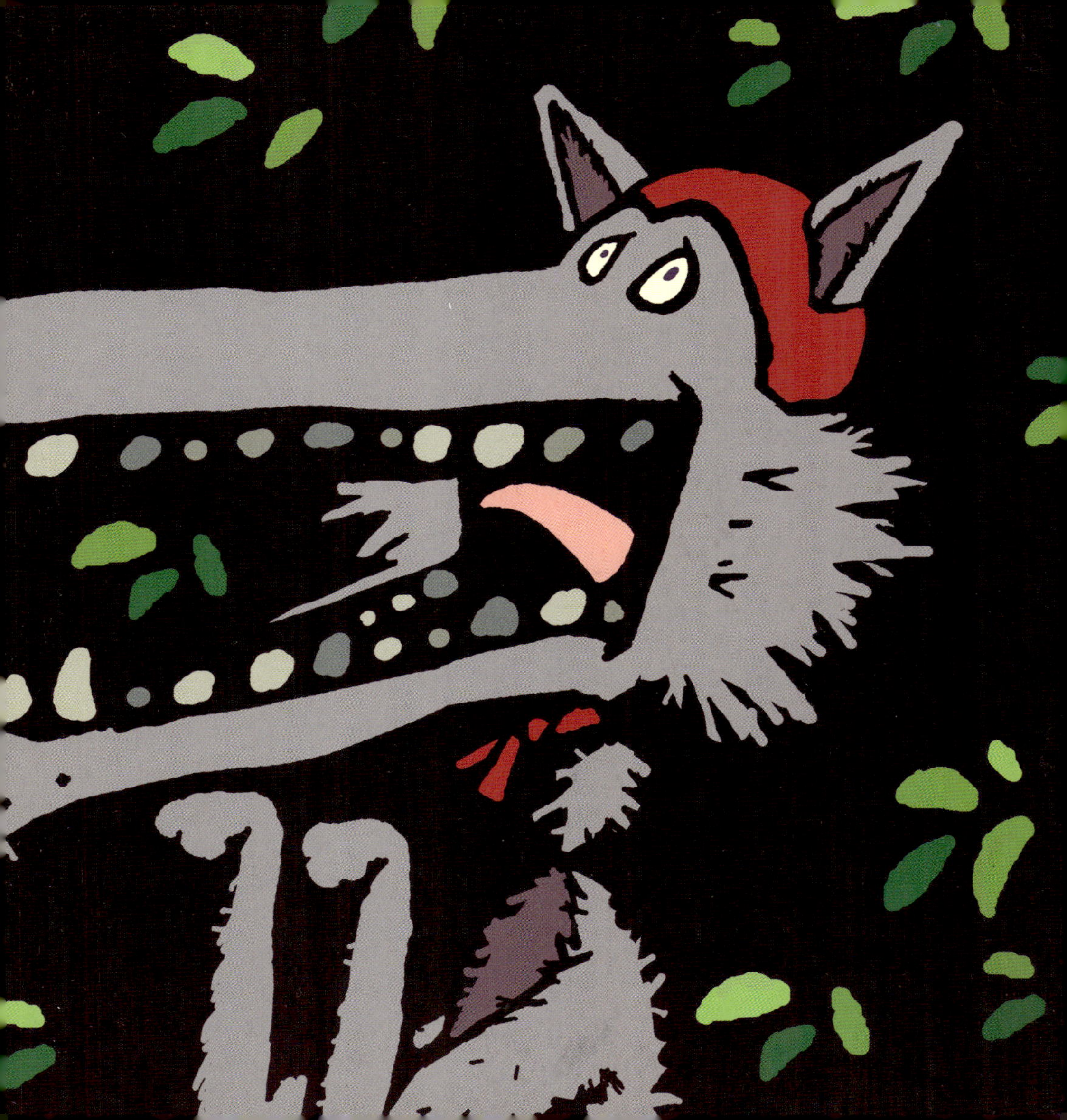

Ein Löffelchen
für
den großen
Bären

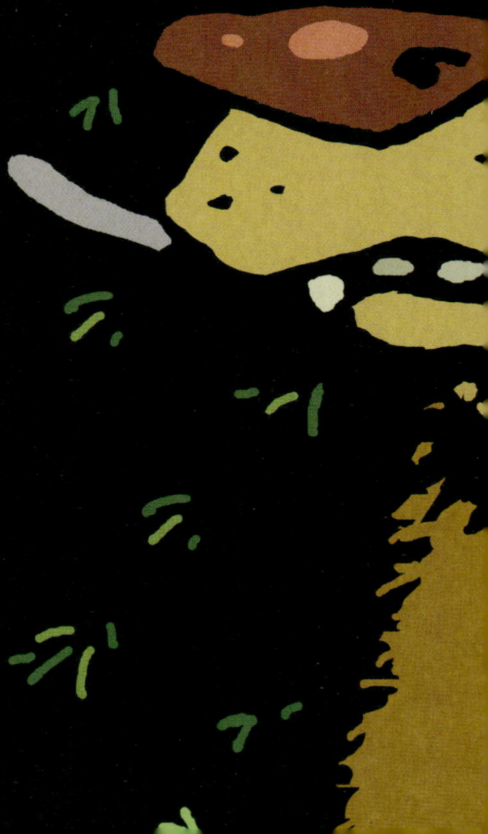

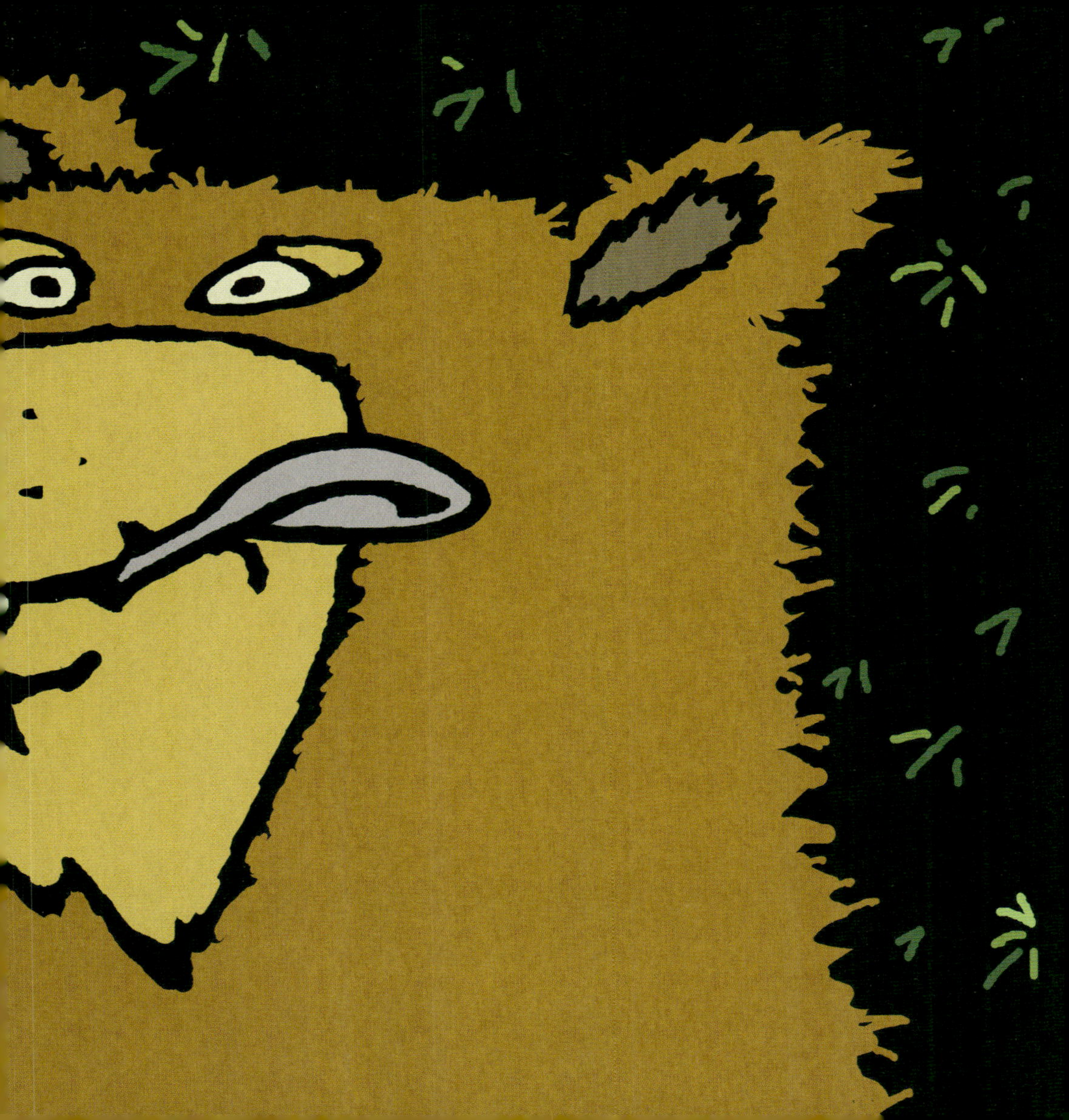

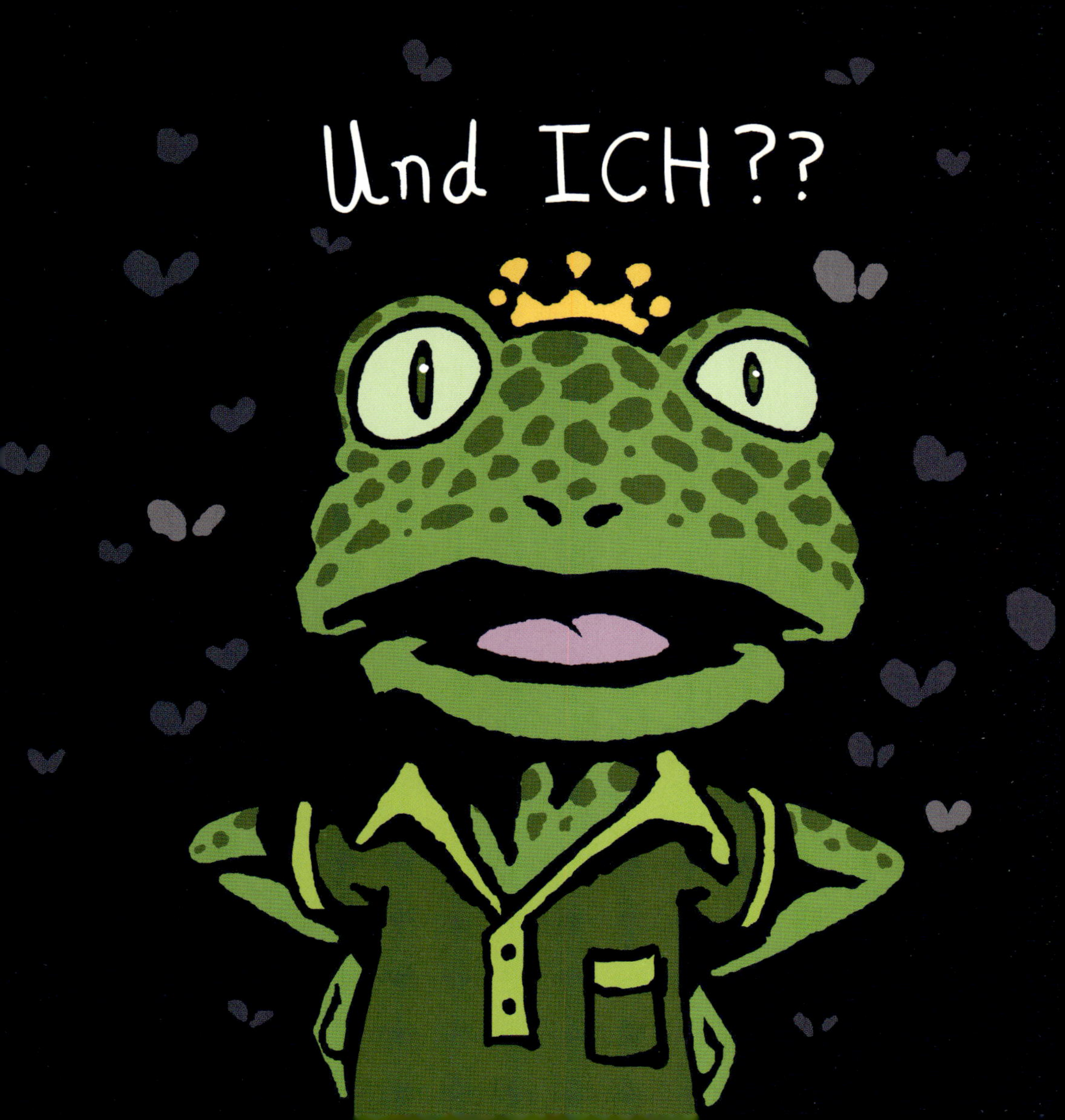
Und ICH??